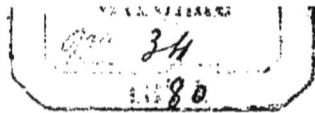

L'ASTHME

SA NATURE ET SES EFFETS

SA GUÉRISON

PAR

J. LASTES

Pharmacien-Chimiste.

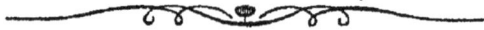

BORDEAUX

IMPRIMERIE GÉNÉRALE D'ÉMILE CRUGY

16, rue et hôtel Saint-Siméon, 16

1880

L'ASTHME

SA NATURE ET SES EFFETS

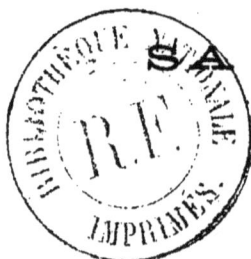

SA GUÉRISON

L'incommodante infirmité appelée *Asthme,* est ainsi définie dans la pratique médicale : respiration difficile, essoufflement dont la cause physique est encore ignorée.

Toute maladie, considérée individuellement, est une succession d'actes anormaux, qui ont pour point de départ une lésion organique quelconque et qui, par l'effet de cette lésion, agissent suivant les lois de la Physiologie : *l'asthme,* en tant que simple phénomène morbide, relève de la même loi universelle. En ignorer la cause physique, c'est en ignorer aussi la nature et le siége.

Aujourd'hui, les cas de maladie où aucune altération appréciable ne se révèle à l'anatomie pathologique deviennent de plus en plus rares. De nouveaux moyens d'investigation et des analyses plus complètes fourniront nécessairement les solutions poursuivies, dont la plupart d'ailleurs, au contraire de *l'asthme,* n'offrent d'autre intérêt que celui qui s'attache au progrès de la science. Mais le zèle des observateurs était, dans l'affection dont il s'agit ici, stimulé non-seulement par l'attrait toujours inséparable de la résolution d'un problème difficile, mais encore par la variété des caractères, tous graves d'ailleurs, qui sont propres à cette affection, et dont les principaux sont : nombre considérable de personnes atteintes ; accidents essentiellement douloureux et inquiétants ; insuccès complet de toutes les indications thérapeutiques suivies ; persistance absolue avec aggravation constante pendant toute la durée de la vie, etc., etc. Toutes ces considérations devaient provoquer le dévoûment ; et il est juste de dire que, si la question est restée stationnaire, les efforts les plus soutenus ne lui ont cependant pas manqué.

Galien, et tous les médecins après lui, rapportaient les accidents de l'*asthme* à une matière pituiteuse qui encombrait les bronches. Vers le XVIIe siècle, une autre théorie, qui attaqua vigoureusement la première, fit résulter les mêmes phénomènes de contractions spasmodiques procédant d'une névrose ; et cette opinion s'est transmise jusqu'à nos contemporains dont plusieurs l'admettent. Parmi ceux-là, un médecin distingué de la marine, M. Lefèvre, l'a exposée dans un travail remarquable. Cependant, un autre auteur non moins distingué, M. Beau, guidé par l'intuition d'une erreur dont les progrès de la science font chaque jour justice, erreur qui consiste dans l'admission de maladies purement fonctionnelles, c'est-à-dire, sans matière ou sans lésion des organes, a combattu avec une grande force l'idée du spasme ; et, revenant à la théorie ancienne, il a attribué la dyspnée asthmatique à la présence dans les bronches de mucosités fournies par un catarrhe pulmonaire. Un autre système, en dépit de l'enseignement, fait dépendre toujours l'*asthme*, ou d'une maladie du cœur, ou d'un anévrisme de l'aorte, ou d'un emphysème des poumons, etc., etc., et en fait ainsi le symptôme d'affections dont une idée préconçue empêche souvent de diagnostiquer l'absence.

N'y avait-il pas incompatibilité radicale entre ces divers systèmes et probablement erreur commune ? Telle fut la question que je me posai devant le chaos de ces opinions lorsqu'il y a quelques années, j'entrepris une étude de l'*asthme*, qui m'était suggérée par l'inefficacité des traitements employés et par les souffrances atroces dont j'avais été témoin jusque dans mes relations intimes. Telle était encore la pensée qui me guidait lorsque, quelque temps plus tard, à la suite de recherches diverses sur les arguments contraires et décisifs employés par les adversaires de chacune de ces définitions, je n'hésitai pas à joindre mes observations à celles de tant d'autres plus autorisés, mais qui néanmoins n'ont pas trouvé la loi, et à faire l'application, fondée sur l'expérience, d'une solution que j'entrevoyais et dont je vais exposer la description.

L'ASTHME est la manifestation d'une altération spéciale et apyrétique de la muqueuse bronchique. Cette altération est caractérisée par l'irritabilité hypersécrétoire de mucosités visqueuses tenaces que manifeste cette muqueuse sous l'influence de causes diverses faciles à déterminer. La présence et la forme de ces mucosités dans le réseau aérien constituent l'asthme par interception de la libre circulation de l'air, et la durée ainsi que l'intensité des crises sont en rapport constant avec la cause et les influences concurrentes qui les ont produites.

L'hypersécrétion, dont le spasme nerveux des bronches n'explique ni la cause ni la nature, cette même hypersécrétion dont le caractère n'était pas suffisamment établi dans la théorie du catarrhe, reçoit dans ma démonstration la solution rationnelle qui lui faisait défaut et en confirme ainsi l'exactitude. Quant à l'opinion qui attribue aux dilatations diverses des organes pectoraux la production des dyspnées caractéristiques de l'*asthme*, elle est d'autant plus invraisemblable que le séjour forcé de l'air dans les poumons et les efforts faits par les malades pour en faciliter la circulation pendant les accès, expliquent, au contraire, le développement accidentel et secondaire de ces maladies, et en font ainsi des affections presque toujours consécutives de l'*asthme*, mais extrêmement aggravantes.

L'*asthme* est caractérisé par une respiration difficile et fréquente, par l'absence de fièvre, par sa marche intermit-

tente, et par ses accès qui reviennent à des époques irrégu-
lières plus ou moins éloignées, dans l'intervalle desquelles
la respiration est le plus souvent libre. Les accès, quelquefois subits, sont, d'autres fois, annoncés par des flatuosités,
des bâillements, de la gêne dans la poitrine et une toux
sèche; ils reviennent le plus ordinairement le soir ou pendant la nuit. Le malade ne peut supporter alors une position
horizontale et il aspire l'air de toutes ses forces; la respiration est précipitée, haletante, entrecoupée et surtout
bruyante; la toux est pénible et suffocante. Le visage est
tantôt pâle et tantôt coloré; la peau se couvre de sueur; les
pieds et les mains se refroidissent. Au bout d'un temps très
variable, les accidents se calment, la toux s'humecte, et
l'expectoration s'établit. Ce dernier phénomène marque le
déclin de l'accès et se trouve bientôt suivi d'une détente
générale.

Il ne suffit pas toujours d'avoir la connaissance exacte
d'une maladie pour en pouvoir obtenir la guérison au moyen
de substances médicamenteuses appropriées : la position de
certains organes, leurs fonctions et la nature de diverses
lésions ne permettent malheureusement pas une pareille
affirmation. C'est cependant à la thérapeutique que j'ai de-
mandé la preuve expérimentale de l'exactitude de ma con-
ception; mais il est vrai qu'ici rien ne me paraissait com-
porter l'exception énoncée ci-dessus, et, par conséquent,
justifier l'incurabilité essentielle dont la prévention a gratifié
l'*asthme*.

La science m'indiquait, au contraire, trois éléments médi-
caux, un fluidifiant, un stimulant tonique et un sédatif, dont
l'action combinée devait entièrement modifier la nutrition
de la muqueuse des bronches et la qualité des liquides
sécrétés et aussi, nécessairement, remédier à son trouble
sécrétoire. Je n'hésitai pas à en faire l'application, et, depuis
deux ans, les remercîments les plus élogieux venus de
divers points où la seule renommée a vulgarisé mon remède,
n'ont pas cessé de me prouver que j'avais bien jugé.

TRAITEMENT

Liqueur de l'Étoile seul curatif de l'**Asthme**, tel est le titre que j'ai donné au produit dont chaque étiquette porte mon nom et ma signature et dont l'efficacité dans la **Guérison** de cette maladie est maintenant hors de doute.

L'emploi de la **Liqueur de l'Étoile** n'exige aucune préparation. Les *asthmatiques* soumis à ce traitement n'ont à se préoccuper d'aucune règle ni dans le choix de leurs aliments, ni dans leurs occupations ou distractions habituelles.

Autant à cause de l'énergie du médicament, dans l'emploi duquel il ne faut point dépasser les indications de cette instruction, que pour la sûreté du succès, il est joint à chaque flacon un godet (*petite mesure ad hoc*), portant imprimées quatre divisions qui en règlent exactement le dosage.

On emplit entièrement le godet pour une dose à adulte de constitution ordinaire; pour les personnes faibles, on le remplit jusqu'au premier trait qui se trouve en haut du godet, et on diminue la dose pour les autres malades comme l'indique le godet.

Au début du traitement, pendant la première semaine, on prend une dose le matin à jeun; on prend deux doses du huitième au quinzième jour, la deuxième le soir au moment de se coucher. On continue ensuite jusqu'à la fin du traitement, à trois doses par jour, la troisième vers le milieu de la journée, en ayant soin de laisser un intervalle d'au moins une heure et demie entre la prise du remède et le repas.

On met chaque dose dans une tasse d'infusion de fleurs de tilleul ou de feuilles d'oranger, froide et bien sucrée.

Si les doses indiquées ci-dessus occasionnent un peu de fatigue, on doit les réduire de trois à deux, de deux à une, ou encore diminuer la dose d'une division de godet, et revenir après quelques jours aux indications ordinaires.

Le traitement de l'*asthme* par la **Liqueur de l'Étoile** doit durer de cinquante à soixante jours. Il est absolument indispensable de le suivre sans aucune interruption, l'organisme ne pouvant être soustrait, sans préjudice de l'effet déjà obtenu, à la saturation, qui en fait toute la propriété.

La **Liqueur de l'Étoile** ne pallie pas les accès d'oppression, lorsque ces accès sont déclarés. Elle agit en guérissant le mal en lui-même, en en prévenant le retour. L'effet dépendant de la durée de l'action réparatrice du remède sur l'organe malade, l'amélioration ne devient sensible qu'après quelques jours de traitement *(de cinq à dix)*.

Au traitement thérapeutique, il est quelquefois nécessaire de joindre les soins hygiéniques, surtout lorsqu'il y a lieu de craindre quelqu'une des complications habituelles de l'*asthme*. A cet effet, les accès étant le plus souvent provoqués par les grandes variations atmosphériques; par l'influence de l'air humide; par celle d'un vent sec animé d'une grande vitesse; par le refroidissement subit pendant ou après la transpiration; par l'action de certaines odeurs et de certains gaz; par la fatigue; par les excès alcooliques et aussi par les peines morales et les émotions violentes, il est toujours prudent de se tenir, autant que possible, à l'abri de ces diverses causes et de joindre à ces précautions l'usage de la flanelle et des vêtements chauds. — Il est facile de se soustraire à l'influence des divers états de l'atmosphère ci-dessus signalés, en se tenant dans une chambre close, chauffée suivant qu'il y a nécessité, toutes les fois qu'on a leur action à redouter.

De tous les phénomènes propre à l'*asthme*, le plus fatiguant est l'impossibilité pour la plupart des malades de prendre quelque repos dans leur lit. La modification de ce fâcheux caractère devait fournir aux *asthmatiques* le premier sentiment de l'action incontestable de la **Liqueur de l'Étoile,** c'est aussi par attestation de ce résultat que presque tous m'informent de son succès. C'est le plus souvent après cinq jours de traitement que les *asthmatiques* peuvent se coucher et jouir d'un sommeil réparateur que beaucoup apprécient d'autant plus qu'ils en étaient privés depuis nombre d'années. Le bien-être va ensuite en s'accentuant toujours davantage, et c'est généralement vers le cinquantième jour que tous les accidents ont cessé et que la guérison est complète.

Quelquefois, cependant, lorsqu'il y a concomitance d'autres affections graves, il reste encore dans la respiration, après le traitement, une légère gêne qui n'est point incommodante, mais qui, par sa persistance, peut donner lieu à quelque retour passager d'essoufflement. Les malades ont, à cette époque, pu juger de l'efficacité de la **Liqueur de l'Étoile** et ils n'hésitent pas à en continuer l'usage, afin de conserver le bénéfice de l'immense soulagement qu'ils ont déjà obtenu. Seulement, comme alors ce n'est qu'une précaution pour se préserver de tout retour d'accès, ils ne reprennent le traitement que par périodes de quelques jours, et lorsqu'ils se croient menacés. Plusieurs se trouvent bien de l'usage de la Liqueur toujours continué, mais à une seule dose par jour.

Pour plus de sûreté dans le succès, MM. les Asthmatiques, pendant leur traitement par la Liqueur de l'Étoile, et autant qu'il sera en leur pouvoir, devront me faire part, tous les quinze jours, par correspondance ou directement, du résultat qu'ils auront obtenu et aussi de toutes les observations que ce traitement pourra leur avoir fournies. Dans leur première lettre, ils diront : leur âge, leur sexe, leur constitution, l'ancienneté et les divers effets de leur infirmité.

L'adresse est au verso de la couverture.

Lire les correspondances ci-après, toutes puisées dans la volumineuse quantité de celles qui me témoignent la satisfaction de leur auteur.

Castelnau, le 25 janvier 1876 (*Gironde*).

Mon cher Monsieur,

L'efficacité de votre remède contre l'*asthme* est un fait acquis. Mon pauvre vieux serviteur P..... est décidément guéri.

Merci.....   BERGERON.

Castelnau, le 25 décembre 1875 (*Gironde*).

Monsieur LASTES,

..... Je dors bien maintenant. Vous m'avez guérie. Envoyez-m'en deux autres flacons (*Liqueur antiasthmatique*).

Que Dieu vous récompense comme vous méritez si bien de l'être, tel est le vœu sincère que j'exprime dans mes prières de chaque jour et par lequel je termine ma longue missive.

Votre servante,   Dame MARÉNA.

Ste-Hélène, le 8 juin 1876 (*Gironde*).

Mon cher Ami,

Je ne suis pas convaincu, mais le résultat est cependant tel que vous pouvez le désirer.

J'ai remis le trois mars dernier, à un de mes bons clients asthmatique emphysémateux et vieux par-dessus le marché, le premier flacon de votre Liqueur; le 28 du même mois, j'ai revu mon homme et il m'a dit être très satisfait du traitement. Il est encore venu, hier, m'annoncer que le second flacon, qu'il avait reçu conformément à votre indication, était épuisé et qu'il se considérait comme absolument guéri. Il dort d'ailleurs fort bien et sans la moindre incommodité toutes les nuits depuis plus d'un mois.

Je vous promets de renouveler l'expérience à la première occasion et je vous serre la main.   LAFFOND, Dr Médecin.

Cavignac, le 12 juin (*canton de St-André-de-Cubzac*).

Monsieur,

Madame Maréna, qui est ma parente et qui, à cause de cette qualité, est venue passer quelques jours avec nous, m'a fait part de la précieuse découverte dont vous l'avez fait profiter, et elle a insisté pour que je prenne le même remède, étant atteint comme elle était d'un asthme insupportable. Je vous prie, Monsieur, de vouloir bien, aussitôt que la présente vous sera parvenue, m'expédier un traitement complet de votre médicament, ainsi que l'instruction pour la manière de s'en servir, par le chemin de fer, grande vitesse. Je suis atteint en ce moment et j'attends le soulagement avec la plus vive anxiété. Expédiez contre remboursement S. V. P.

Je suis avec respect, etc. AUBERT.

Naujac, le 30 juillet 1876 (*canton de Lesparre*).

Monsieur LASTES,

Je vous envoie un mandat sur la poste avec prière de m'expédier encore un flacon de votre remède antiasthmatique. Veuillez, je vous prie, me l'adresser de façon à ce que je puisse le faire prendre à Lesparre le jour de la foire, c'est-à-dire vendredi prochain. Ne manquez pas, je vous prie, de me l'envoyer au jour indiqué, car je craindrais d'en manquer s'il me fallait attendre à plus tard, et vous savez combien il m'est nécessaire.

Daignez agréer, Monsieur, etc. Dame BIBARC.

Castelnau, le 1er septembre 1876.

Mon cher Monsieur,

Ma tante, madame Gaillard de Talais, me charge de vous prier de lui expédier, par mon intermédiaire, un traitement complet de votre liqueur pour l'asthme. Je lui ai vanté la vertu de ce médicament et elle veut en faire l'essai sur un de ses valets qui en a profondément besoin.

Bien à vous, BERGERON.

Bordeaux, le 15 octobre 1876.

Monsieur LASTES,

Je vous prie de m'expédier sans retard un second flacon du merveilleux remède que vous faites prendre à mon fils. Vous savez combien le pauvre enfant était souffrant lors de la dernière visite que vous avez bien voulu nous faire. Vous ne le reconnaîtriez pas si vous le rencontriez maintenant, tant il devient frais et robuste. Ne retardez pas cet envoi, s'il vous plaît, et

Daignez agréer, etc..... DANJOI, *doreur*.

Saint-Julien-en-Médoc, le 30 novembre 1876.

Monsieur LASTES,

Voulez-vous bien être assez bon pour me préparer et envoyer chez ma fille, madame Morin, deux flacons de liqueur antiasthmatique, que je ferai prendre demain par un domestique. Je n'ose absolument pas suspendre ce traitement dont je me trouve si bien ; et à ce propos, je vous serai très obligé de joindre deux mots à votre envoi pour m'informer s'il y a quelque inconvénient à ce que je ne le cesse pas.

Votre bien obligé.   RÉGISSEUR DU CHATEAU DE BEDOUT.

Viella, le 30 novembre 1876 (*Gers*).

Monsieur,

J'étais à Bordeaux à l'occasion de la foire d'octobre et j'ai entendu, dans cette ville, faire l'éloge d'une préparation que vous vendez contre l'asthme. Ma mère, qui est atteinte de cette maladie, me charge, Monsieur, de vous prier de nous expédier, contre remboursement, ce précieux remède dont elle désire faire l'essai.

J'ai, Monsieur, l'honneur, etc.   DUBOS. (*Au Verdier*).

Trompette, le 12 mars 1877 (*Dordogne*).

Liqueur antiasthmatique de Monsieur Lastes, pharmacien-chimiste, 1 flacon.   Dr LAGUENS, *Médecin des Hospices*.

Trompette, le 12 mars 1877 (*Dordogne*).

Monsieur,

Veuillez m'envoyer de suite un flacon de remède, conforme à la prescription de Monsieur le docteur Laguens, ci-jointe.

Grande vitesse, paiement à votre volonté.

Je vous salue,   COMBRET.

Pauillac, le 15 avril 1877.

Le flacon de Liqueur antiasthmatique que j'ai pris chez vous il y a un mois marche à sa fin. Ne voulant pas suspendre ce traitement dont je me trouve trop bien ; je vous prie de m'en expédier par le premier train un second, que je vous solderai à première vue. Depuis quinze jours, je passe la nuit dans mon lit aussi tranquillement qu'un enfant à la mamelle.

Votre bien reconnaissant, DÉROGIS, *rentier*.

Viella, le 18 avil 1877 (*Gers*).

Monsieur,

Madame Dubos du Verdier, vient de me faire part du soulagement, depuis longtemps inespéré, qu'elle a obtenu d'un remède que vous lui avez expédié. Je suis prise moi aussi d'une semblable maladie et je vous bénirai bien, Monsieur, si vous pouviez me rendre le repos du lit que madame Dubos a si bien retrouvé. La position qu'il me faut presque toujours garder dans mon fauteuil m'a déjà fait enfler les pieds, les jambes et maintenant le ventre.

Expédiez-moi, je vous prie, Monsieur, deux flacons, comme à madame Dubos, de votre précieux remède, et croyez que s'il pouvait me rendre un peu de ce précieux bien-être que je n'ose plus espérer, je vous devrais la plus grande obligation de ma vie.

Dame BARBÉ.

Mairie de Naujac, le 4 mai 1877 (*Gironde*).

Monsieur,

La dame Bibard, habitant la commune que j'administre, atteinte d'un asthme et réduite à la plus grande misère, ne peut plus se procurer le remède antiasthmatique que vous lui envoyiez et sans lequel elle ne peut vivre.

Mon intention est que la commune lui vienne en aide et l'assiste suivant ses moyens. Aussi je viens vous prier, Monsieur, de vouloir bien lui envoyer un flacon de cette préparation et je m'engage à vous la faire payer sur les fonds communaux, ainsi que tous ceux que vous aurez encore lieu de fournir.

Je vous prie, etc. *Le Maire,* NEYMON.

Beychevelle, le 17 juillet 1877.

Monsieur,

Je ne puis aller moi-même à Lamarque chercher mon flacon et vous exprimer encore une fois l'admiration que m'inspire la vertu de cette liqueur. Il y avait si longtemps que je souffrais ! C'est mon fils qui est chargé de la commission. Il a l'argent pour payer.

Votre bien dévoué,   DELOR, *maître d'hôtel.*

Paroisse de St-Christophe de Baron, le 1er septembre 1877
(*Gironde*).

Monsieur,

Je suis heureux de pouvoir vous certifier que votre Sirop de l'Étoile a produit un merveilleux effet.

Je l'ai fait prendre à un homme de ma paroisse qui souffrait tellement d'un asthme, qu'il ne pouvait rien faire depuis longtemps. Il y avait dix-huit ans qu'il ne s'était pas couché dans son lit. Depuis qu'il se traite avec votre sirop, il se porte bien, et, à son grand contentement, il ne dort plus dans son fauteuil.

Je viens, en son nom, vous remercier du soulagement que vous lui avez procuré, et vous prier de lui expédier un second flacon.

Je vous félicite sincèrement.   BAUDOUIN, *curé de Baron.*

Tresses (canton de Libourne), le 9 octobre 1877.

Monsieur,

Ayant déjà pris un flacon de Liqueur de l'Étoile, je désire en continuer l'usage, et je viens vous prier de m'en envoyer un second, dont le montant ci-joint.

J'ai l'honneur, Monsieur, etc.   F. POUYLEAU.

Bordeaux, le 10 décembre 1877.

Monsieur LASTES,

Je viens par la présente vous donner des nouvelles de ma santé. Depuis que j'ai commencé à prendre votre remède, le 20 novembre dernier, je me suis bien trouvé. Le 27 novembre, j'ai commencé à deux doses par jour, et, à partir du 3 décembre, je suis à trois.

Je me sens néanmoins un peu fatigué, mais j'ai la conviction que cela ne durera pas.

J'ai parlé à beaucoup de mes amis du traitement que je suis ; ils m'ont dit qu'ils ne tarderaient pas à vous faire leur commande. Je leur assure, et c'est là vérité, que j'éprouve beaucoup de soulagement depuis que je prends votre remède.

Je vous prie, etc.   Jean COUDY, *rentier.*

Port-Ste-Marie, le 15 décembre 1877 (*Lot-et-Garonne*).

Monsieur,

Veuillez me faire parvenir sans retard deux flacons de Liqueur antiasthmatique de l'Étoile. Ayant déjà fait usage de cette liqueur, et m'en étant bien trouvé, je ne veux pas rester sans en avoir chez moi. Ci-joint un mandat, etc.

Je vous prie, Monsieur, etc.

MURRET aîné.

Baron, le 29 décembre 1877 (*Gironde*).

Monsieur LASTES,

Je viens, au nom de ma belle-mère, vous faire de grands remercîments pour le bien que votre Liqueur de l'Étoile lui a fait. Ma belle-mère est maintenant en bonne santé.

Depuis huit ans, elle ne couchait plus dans son lit; aujourd'hui, elle se couche à 9 heures du soir et elle se lève à 7 heures du matin, sans connaître le moindre dérangement.

Expédiez-nous encore un flacon et agréez, etc.

H. DEMPTOS, *négociant*.

Paroisse de Lamonzie-St-Martin, le 5 février 1878
(*Dordogne*).

Monsieur,

Je viens, par ces quelques mots, vous rendre compte de l'effet produit par votre Liqueur antiasthmatique que j'ai fait prendre au sieur Connornd Jean, mon paroissien. Ce jeune homme, de 28 à 30 ans, s'est bien trouvé après avoir fait usage de cette liqueur pendant un mois; ce bien s'est continué assez longtemps, mais je crains que la maladie reparaisse, parce que le jeune homme est pauvre et que je n'ose lui conseiller encore l'usage de ce remède.

J'ai l'honneur d'être, etc. G. CLAUD, *curé*.

St-Germain-du-Puch, le 9 février 1878 (*Gironde*).

Monsieur LASTES,

Me voilà aux deux tiers de mon flacon de Liqueur de l'Étoile. Dans les premiers jours du traitement, j'ai éprouvé quelques maux de tête; maintenant ils ont disparu et je me trouve bien moins oppressé.

Je crois utile de vous prier de m'envoyer un second flacon, le plus tôt possible, afin que je n'éprouve pas d'interruption.

Agréez, etc.   B. REYNAUD.

Mouliets, le 18 mars 1878 *(Dordogne)*.

Monsieur LASTES,

Sous ce pli un mandat-poste avec prière d'avoir l'obligeance de m'envoyer de suite, en grande vitesse, en gare de Castillon-sur-Dordogne, deux flacons de votre Liqueur de l'Étoile que j'ai eu le bonheur de connaître par l'intermédiaire d'un de mes amis. Je dois vous dire que mon asthme datait de 1860 et que dès les premiers jours du traitement il a totalement disparu. Maintenant je ne souffre plus du tout et je puis vaquer à mes affaires. Veuillez ne mettre aucun retard à l'envoi des flacons que je vous demande, afin qu'il n'y ait pas d'interruption dans le traitement, car le flacon que j'ai touche à sa fin.

En attendant, etc.   PORTIER.

Ste-Foy-la-Grande, le 29 avril 1878.

Monsieur,

J'ai reçu par l'entremise de Monsieur le docteur Claverie, de Port-Sainte-Foy, un de vos flacons de Liqueur de l'Étoile qui m'a fait beaucoup de bien et qui m'a empêché d'avoir des accès d'asthme. Je vous prie de vouloir m'expédier un second flacon le plus tôt possible contre remboursement.

Je vous salue.   SIMONDET, *boulanger.*

Le soussigné, résidant à Lamarque, département de la Gironde, est heureux de pouvoir exprimer, dans la présente attestation, sa reconnaissance pour le bien-être inestimable qu'il a trouvé dans le traitement de l'*asthme* par la *Liqueur de l'Étoile*, dont M. LASTES est l'inventeur.

Asthmatique depuis plus de vingt ans, ma maladie m'avait, dans ces dernières années, mis dans l'impossibilité absolue de prendre le moindre repos dans mon lit. Mes jambes avaient enflé ; mon oppression était continuelle ; mon infirmité absolue.

L'usage de la liqueur de M. LASTES m'a produit, je ne saurais trop le dire, tout le bien que mes soixante-dix ans comportaient.

Grâce à ce remède, je ne suis plus enflé, mon appétit est excellent et surtout je dors bien.

En foi de quoi, je signe le présent certificat pour valoir ce que de raison.

LAMIRE, *propriétaire en Médoc.*

Vu pour légalisation.....

Mairie de Lamarque, le 1er mai 1878.

Je, soussignée, Madame MARTIN, propriétaire à Lamarque en Médoc, déclare avoir fait usage de la *Liqueur antiasthmatique de l'Étoile* dont M. LASTES est l'inventeur, et m'être on ne peut mieux trouvée de ce traitement.

J'étais atteinte d'un asthme insupportable depuis de longues années ; mon incommodité, dont le progrès était constant, me retenait depuis longtemps déjà dans mon fauteuil, que je ne pouvais plus quitter ni la nuit ni le jour. J'avais épuisé toutes les ressources que la médecine pouvait m'offrir, soit par le savoir de mon docteur, soit par celui de tant d'autres dont la notoriété était des mieux établies ; mais mon mal n'était pas amendé. C'est alors que la renommée me fit connaître le remède de M. LASTES, dont l'effet merveilleux avait rendu la santé à plusieurs personnes auprès desquelles je ne manquai pas de m'informer, et l'usage que j'en fis à mon tour me prouva bientôt que je n'avais pas été induite en erreur.

Je jouis maintenant d'une bonne santé, et je fais des vœux sincères pour que l'auteur de cette précieuse découverte trouve en elle la récompense à laquelle il a droit.

M. MARTIN.

Vu pour légalisation.....

Mairie de Lamarque, le 25 mai 1878.

Le Maire de la commune de Lamarque ajoute à l'attestation ci-dessus, de Madame Martin, qu'il est à sa connaissance que plusieurs personnes atteintes d'*asthme* ont trouvé dans le médicament fourni par M. LASTES le soulagement de leur infirmité et que ce médicament jouit dans la contrée d'un crédit très sérieux.

Le Maire, PAMPONNEAU.

Mairie de Lamarque (Gironde), le 25 mai 1878.

Cancon, le 2 juin 1878 *(Lot-et-Garonne)*.

Monsieur,

J'ai été un peu négligent à vous faire mon rapport sur l'emploi de votre sirop antiasthmatique. Je ne me pressais point parce que je savais que le docteur Lalaurie vous avait envoyé le sien, bien autrement autorisé que celui-ci.

Le sieur Gaillard, cordonnier à Cancon, âgé de 73 ans, a fait usage de votre sirop à sa grande satisfaction. Il n'est pas entièrement guéri de son asthme, mais il va beaucoup mieux. Ce brave homme m'a plusieurs fois remercié de lui avoir indiqué ce remède.

Je vous désire, Monsieur, beaucoup de succès avec tous vos clients et vous prie d'agréer l'assurance de mon respect.

GOMBAUD, *curé-archiprêtre.*

LA LIQUEUR DE L'ÉTOILE

est en dépôt dans toutes les Pharmacies de France.

Prix :
- Un flacon (1 litre).......... **18** francs.
- Demi-flacon (1/2 litre)..... **10** —

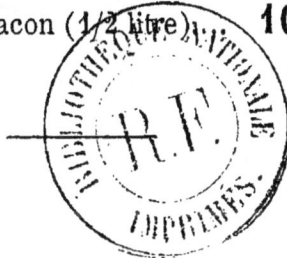

Fait en 1878.

Adresser toutes communications :

A M. J. LASTES

Pharmacien - Chimiste — **Spécialiste,**

38, rue Fondaudège, 38 — BORDEAUX

www.ingramcontent.com/pod-product-compliance
Lightning Source LLC
Chambersburg PA
CBHW050450210326
41520CB00019B/6148